AF585906

LE SERVICE DE

VACCINATION ANIMALE

A LYON

MODE DE PRODUCTION, DE RÉCOLTE ET DE CONSERVATION DU COW-POX

par M. A. LECLERC,

vétérinaire, inspecteur principal de la boucherie.

Communication faite à la Société de Lyon et du Sud-Est dans sa séance du 6 avril 1884

LYON

IMPRIMERIE SCHNEIDER FRÈRES

Quai de l'Hôpital, 12

1884

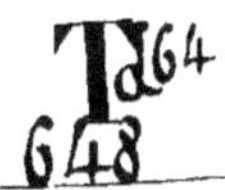

LE SERVICE DE
VACCINATION ANIMALE
A LYON

MODE DE PRODUCTION, DE RÉCOLTE ET DE CONSERVATION DU COW-POX

par M. A. LECLERC,
vétérinaire, inspecteur principal de la boucherie.

Communication faite à la Société de Lyon et du Sud-Est
dans sa séance du 6 avril 1884

LYON
IMPRIMERIE SCHNEIDER FRÈRES
Quai de l'Hôpital, 12

1884

LE SERVICE DE
VACCINATION ANIMALE A LYON

MODE DE PRODUCTION, DE RÉCOLTE ET DE CONSERVATION
DU COW-POX

(Communication faite à la Société de Lyon et du Sud-Est dans sa séance du 6 avril 1884.)

Messieurs,

La communication que j'ai l'honneur de vous faire aujourd'hui, étant portée à l'ordre du jour des deux précédentes séances, vous aurait été présentée il y a deux mois, si des circonstances impérieuses ne m'avaient empêché d'assister à vos réunions. Le retard, bien involontaire de ma part, qu'elle a subi, aura du moins cet avantage qu'il me permettra de vous soumettre les résultats remarquables des nombreuses vaccinations qui ont été pratiquées depuis, à Lyon, où une épidémie de variole règne encore en ce moment même.

Le service municipal de vaccination existe depuis le mois de janvier 1883, et l'initiative de sa création appartient à M. le docteur Gailleton, maire de Lyon et professeur à la Faculté de médecine. A cette époque, aucun service de ce genre n'existait en France (1). M. Chambon, de Paris, se livre, depuis plusieurs années, à la production du cow-pox: je lui dois de très utiles renseignements qu'il m'a fournis, en octobre 1883, *avec une extrême obligeance.* Mais cet habile vaccinateur pratique exclusivement, soit chez lui, rue de Boulogne, soit dans les hôpitaux ou à domicile, la vaccination de veau à bras, tandis que le service de Lyon n'emploie que du vaccin de conserve.

Son personnel est composé d'un médecin, d'un vétérinaire et d'un

(1) Il paraît que la ville de Bordeaux a été dotée, en 1884, d'un service analogue. Depuis un mois environ, la même institution fonctionne à Saint-Étienne.

employé de bureau. Le médecin a pour attribution la vaccination des personnes, la distribution du cow-pox aux médecins et aux sages-femmes, et la délivrance des certificats de vaccination.

Le vétérinaire est chargé de la production du cow-pox, de sa récolte et de sa conservation ; il a naturellement pour mission de veiller à l'hygiène des animaux et de pratiquer les autopsies.

Les opérations du service sont consignées sur des registres qui permettent de dresser des statistiques exactes.

Le personnel relève de la municipalité. En outre, le département contribuant, au moyen d'une subvention votée par le Conseil général, aux dépenses de cette organisation, le Préfet du Rhône exerce son droit de contrôle au moyen d'une commission départementale qui se réunit une fois par mois.

Le siège du service se trouve à l'hôtel municipal, rue du Bât-d'Argent, 21. Le public est admis à s'y faire vacciner gratuitement, et les médecins et les sages-femmes de Lyon et du département du Rhône peuvent s'y faire délivrer gratuitement du vaccin (1).

Hygiène du vaccinifère. — Les veaux qui servent à produire le cow-pox sont fournis au service vaccinal par l'administration des Hospices.

Le boucher qui en fait l'acquisition les expédie, le jour même, à l'hôtel de la rue du Bât-d'Argent. L'étable qui leur est affectée est une pièce vaste et bien aérée, que l'on maintient à une température de 20 degrés, au moyen d'un poêle ou de la ventilation, suivant la saison. Cette prescription est d'une importance majeure.

Ordinairement, à leur arrivée du marché, les veaux sont dans un état de fatigue excessive.

Quelquefois même, par suite de la coutume blamable que suivent certains marchands ou toucheurs de bestiaux, ils ont été gorgés d'eau

---

(1) Le cow-pox a été délivré, jusqu'à ce jour, non seulement aux catégories de personnes du département ci-dessus désignées, mais à tous les médecins de France et de l'étranger qui en ont fait la demande. Citons, entre autres fournitures a destination éloignée, la mission Brazza, à laquelle il a été adressé du vaccin pour cinq cents personnes environ.

avant la vente, afin de leur donner plus de poids : on s'aperçoit alors qu'ils sont ballonnés et couverts de sueur. Dans ces conditions, il convient d'attendre un, deux ou trois jours, leur complet rétablissement, avant de les inoculer. L'inoculation immédiate (j'en ai fait l'expérience) produirait un vaccin hâtif, des pustules avortées passant rapidement à l'état purulent, un vaccin, en un mot, peu abondant et qui n'aurait pas une innocuité complète.

En général, il faut soumettre chaque sujet à un régime hygiénique et thérapeutique spécial. Si le veau a été gorgé d'eau, on lui fera prendre un breuvage excitant : l'alcool en solution réussit très bien dans ce cas (1). On administrera, dans une infusion de thé de foin, de thé ordinaire ou de café, dix grammes d'alcool absolu associés à dix grammes de sel de nitre ; on donnera ensuite, au bout de trois à quatre heures, un repas léger, et on laissera l'animal bien couvert, sur une litière sèche et dans un repos absolu.

La nourriture doit être choisie d'excellente qualité ; elle se compose de lait, d'échaudés et de farine lactée.

Lorsque le veau est en bonne santé, trois litres de lait (2) et 500 grammes de farine lactée, distribués en trois repas par jour, suffisent à son entretien. Si, pendant la fièvre de vaccination, le sujet prend la diarrhée, il faut chercher à la couper sans délai : l'addition d'échaudés au lait (un, deux ou trois par repas) suffit souvent ; sinon, il faut recourir aux médicaments préconisés en pareil cas : l'addition de quelques gouttes de laudanum, ou mieux, de jaunes d'œuf dans le lait, constitue un moyen curatif excellent.

En résumé, l'hygiène du veau vaccinifère doit être l'objet d'une attention minutieuse, la qualité et la quantité du vaccin, aussi bien que la qualité et la quantité de la viande, étant sous la dépendance directe de l'état de santé qu'on aura su conserver à l'animal.

Inoculation du veau. — Le choix du veau a aussi son importance.

---

(1) Voir ma *Note sur le traitement de l'indigestion d'eau par l'alcool.* (*Archives*, année 1878, p. 94.)

(2) Afin d'éviter tout danger de transmission de la tuberculose par l'alimentation, le lait doit être bouilli avant de l'employer.

Il est indispensable de choisir un veau robuste, ayant, au minimum, de deux à trois mois, et pesant de 80 à 120 kilogrammes. Un veau mâle résiste mieux qu'une génisse. Un sujet à peau blanche et fine est préférable : il donne des pustules plus larges et mieux dessinées, et une matière vaccinale de plus belle apparence.

La région choisie (1) pour l'inoculation comprend tout un côté de la poitrine. Cette vaste surface est préalablement tondue ; puis l'animal est couché et fixé sur une table à bascule (modèle Chambon). Toute la partie tondue est alors savonnée à l'eau tiède et soigneusement rasée.

On sèche la peau avec un linge très propre, et on procède à l'inoculation. Ces diverses opérations doivent être faites avec rapidité, en évitant tout bruit, tout mouvement brusque de nature à impressionner le sujet.

L'inoculation se fait avec la lancette à grain d'orge. La matière inoculée est l'électuaire vaccinal dont la fabrication est indiquée plus loin. Cet électuaire est déposé par points et en lignes parallèles, écartés d'un centimètre les uns des autres ; il s'en suit un dessin semblable au tracé d'un feu en pointes. Au centre de chaque point, on pratique une scarification d'un centimètre de longueur, en intéressant, avec la pointe de l'instrument, toute l'épaisseur de l'épiderme jusqu'à la couche papillaire. De la sorte on évite les hémorragies ; c'est à peine si le fond du sillon laisse sourdre quelques fines gouttelettes de sang. Aussitôt après la dernière scarification, l'animal est relevé, remis en place, muselé avec un panier qu'on lui conserve jusqu'après la récolte du vaccin, et laissé sans couverture pendant dix minutes, afin d'assurer l'absorption du vaccin.

Le nombre des scarifications ainsi faites peut varier, suivant la taille des sujets, entre 150 et 180, et jamais nous n'avons observé une seule scarification qui n'ait pas donné lieu à l'évolution ultérieure de la pustule de cow-pox.

---

(1) Cette région est à l'abri de la langue de l'animal et des impuretés de la litière ; son étendue permet d'y semer de nombreuses pustules, et sa situation facilite la cueillette du vaccin, à laquelle on procède sans coucher de nouveau le vaccinifère.

Cueillette du vaccin. — Il faut attendre le quatrième jour après l'inoculation avant de récolter le vaccin.

Dès le lendemain de l'inoculation, ou, au plus tard, deux jours après, la température de la surface d'insertion s'élève et devient sensible au toucher; quelquefois une véritable fièvre vaccinale se manifeste. Au troisième jour, l'éruption se dessine; on voit et on sent des élevures à chaque point d'insertion du vaccin. Certains auteurs prétendent qu'il faut recueillir le vaccin à cette période; mais la quantité qu'on en recueille alors ne saurait suffire aux besoins d'un service public, et j'ai lieu de conclure, de quelques essais que j'ai pu faire, que le vaccin du troisième jour n'est pas suffisamment actif.

Il faut donc attendre le quatrième jour pour commencer la cueillette. A cette date, sur les veaux à peau dépourvue de pigment, la pustule est visiblement formée: elle apparaît plate et entourée d'un liseré argenté, avec ses caractères classiques. En général, ce sont les pustules des rangées supérieures et les plus antérieures des rangées inférieures qui se montrent les premières à ce degré de développement.

Grâce au lieu d'élection des pustules, la récolte se fait sur l'animal debout, dans des conditions de facilité très grandes.

Les instruments employés sont les suivants :

Un verre de montre;

Une lancette à grain d'orge;

Une paire de pinces fixes modèle Péan avec les mors et les branches plus allongés;

Un aspirateur vaccinal.

Ce dernier appareil, très ingénieux, a été imaginé et confectionné par M. Brunel, employé au laboratoire municipal de la ville. C'est une petite pompe aspirante qui est destinée à recueillir la lymphe vaccinale.

Les instruments doivent être préalablement flambés; à cet effet, l'aspirateur se démonte, et chacune de ses parties doit être passée à travers la flamme de la lampe à alcool.

Avant de commencer, les pustules sont lavées à l'eau tiède, au moyen d'un linge bien blanc.

Deux aides maintenant le sujet et protégeant l'opérateur contre ses défenses, chaque pustule est comprimée, à sa base, avec les pinces, qu'on laisse à demeure. Quelques secondes après, le liquide suinte au pourtour de la pustule. On le recueille en entier, en deux fois, avec l'aspirateur vaccinal. Dès qu'il n'apparaît plus, on enlève, avec la lancette promenée à plat, la croûte, les parois de la pustule et les parties superficielles du derme, par un râclage assez énergique. La pulpe ainsi obtenue est déposée dans le verre de montre. On agit ainsi sur chaque pustule dont le développement est suffisant. On a, de la sorte, séparé le vaccin en deux parties : la lymphe vaccinale, qui se trouve réunie dans l'aspirateur, et la pulpe, ou mélange des croûtes et des râclures du derme, qui sont rassemblées dans le verre de montre.

Après avoir ainsi vidé et râclé 40 à 50 pustules, il y a lieu de suspendre la cueillette, afin de ne pas provoquer chez le sujet un degré d'excitabilité et de douleur exagérées. On la reprend le soir même, le lendemain et même le surlendemain, si le vaccin n'est pas trop avancé : il faut renoncer à toute cueillette sur les pustules arrivées à la période de suppuration.

Consécutivement, les pustules décortiquées se transforment en plaies simples et cicatrisent par première intention.

Il me reste maintenant à faire connaître les précautions à prendre pour conserver le vaccin recueilli et la manière de le préparer pour en faire usage, si toutefois le veau n'a pas été reconnu malade à l'autopsie qui se pratique immédiatement : auquel cas le vaccin ne doit pas être utilisé (1).

Vaccin de réserve. — Conservation et mode d'emploi. — La cueillette du vaccin terminée, on procède immédiatement à la mise en tubes de la lymphe.

---

(1) Sur 58 veaux qui ont été utilisés par le service de Lyon, 1 est mort, ***sans avoir été inoculé***, d'une entérite suraiguë. Un second, à l'autopsie, a été reconnu atteint d'une entérite légère; son vaccin a été détruit. Les 56 autres ont complètement réussi. — La tuberculose du veau, que nous avons surtout en vue en pratiquant l'autopsie, est d'ailleurs excessivement rare; je n'en ai rencontré, depuis cinq ans, aux abattoirs de Lyon, que 5 cas, sur environ 400,000 animaux abattus.

A cet effet, le caillot qui s'est formé dans la lymphe est retiré et ajouté à la pulpe déposée dans le verre de montre.

La sérosité est additionnée d'une égale quantité de glycérine neutre et d'eau distillée, associées dans des proportions égales. Ce mélange est introduit par capillarité dans des tubes cylindriques, qu'on bouche à la cire.

Quant à la pulpe, on la dépose également dans un godet de verre, contenant encore un mélange semblable d'eau distillée et de glycérine neutre.

Les tubes doivent être déposés dans un endroit frais et à l'abri de la lumière ; on les expédie et on les emploie sans autres manipulations. La durée d'activité de la sérosité qu'ils contiennent est forcément limitée, étant admis qu'elle est dépouillée de la plus grande partie de ses principes actifs, retenus et emprisonnés dans le caillot. Son maximum d'activité peut être considéré comme perdu au bout de huit jours.

La pulpe, qui est un vaccin intégral, est de beaucoup plus active et conserve cette activité très longtemps. Il résulte, de certains faits observés dans le service de Lyon, qu'elle peut conserver son activité complète au bout de 45 jours.

Voici la formule de sa préparation, telle qu'elle a été imaginée par mon excellent ami, M. le docteur Chambard (1), il y a déjà près d'une année :

Les croûtes, la pulpe et le caillot sont d'abord broyés dans un mortier de verre, avec un peu de sucre en morceaux, de manière à pouvoir les diviser mécaniquement. A la poudre humide ainsi obtenue, on ajoute, goutte à goutte, la glycérine du godet de verre dans lequel on les avait déposés ; cette glycérine est devenue active au bout de quelques jours seulement. Puis, on jette dans cette préparation une pincée de gomme adragante, qui la transforme en une pâte semi-liquide.

---

(1) M. le docteur Chambard a été chargé du service de vaccination, comme conservateur du vaccin, jusqu'au commencement du mois de mai 1884.

On obtient ainsi une sorte d'électuaire qu'on expédie facilement, sans aucune déperdition, entre deux plaques de verre creusées d'une cupule.

Les effets de ce vaccin sont incomparablement supérieurs à ceux du vaccin en tubes ; ils se traduisent, d'après nos statistiques, par les résultats suivants :

Pour les vaccinations........ 99 %
Pour les revaccinations ...... 50 %

Mais ces résultats, pour être obtenus, nécessitent un procédé d'inoculation spécial, auquel les médecins se sont accoutumés facilement, en raison de son extrême simplicité. C'est l'inoculation par scarification, que M. le docteur Chambard décrit comme il suit :

« La scarification est, en effet, la meilleure méthode, sinon la seule bonne, d'insertion du vaccin animal conservé. Elle est facile, rapide, nullement douloureuse, et voici comment nous la pratiquons.

« Saisissant, à pleines mains, le bras du sujet par sa face antéro-interne et au niveau de son tiers supérieur, nous tendons avec le pouce et l'index, ramenés vers sa surface externe, la peau de la région de l'empreinte deltoïdienne, dans une direction perpendiculaire à l'axe du membre. Sur la surface ainsi tendue, nous pratiquons, avec une lancette bien acérée, chargée d'électuaire et tenue légèrement de la main droite, trois scarifications dont la direction est parallèle à l'axe du bras. Les scarifications doivent avoir une longueur moyenne de 4 millimètres et une profondeur telle qu'elles intéressent toute l'épaisseur de l'épiderme, sans dépasser la couche papillaire du derme. Bien que le contact du vaccin avec le réseau lymphatique interépithélial du corps muqueux suffise à en assurer l'absorption, il est bon que la plaie de scarification se dessine en rouge sur la peau ; mais le sang ne doit pas en sortir sous la forme d'une goutte dont la coagulation pourrait emprisonner et dont l'écoulement pourrait entraîner le virus vaccinal.

« Une partie suffisante de l'électuaire, dont la pointe de la lancette est chargée, est retenue entre les lèvres de l'incision que la tension de la peau a pour but de maintenir écartées ; mais il est bon, après avoir vacciné un bras, d'essayer la lancette sur les plaies que l'on vient de faire et de répartir entre elles l'excès de vaccin dont elle reste humectée. » (1)

Pour terminer, Messieurs, cette trop longue communication, il me reste à vous citer des chiffres.

Le service de vaccination animale de Lyon a fourni, depuis 4 mois, du vaccin pour plus de 100,000 personnes, et cette quantité énorme de vaccinations s'est pratiquée sans qu'il se soit produit un seul accident.

Il est donc permis, sans fausse modestie, à ceux qui ont créé et organisé cette institution, de dire qu'elle a rendu des services, et de chercher à la propager.

Lyon. — Imp. Schneider frères.

www.ingramcontent.com/pod-product-compliance
Lightning Source LLC
LaVergne TN
LVHW012022170826
845678LV00004BA/1593

* 9 7 8 2 3 2 9 6 2 6 6 0 4 *